DES VERTIGES AVEC DÉLIRE

PATHOGÉNIE
DES
DÉLIRES IMPULSIFS

RAPPORT LU A L'ACADÉMIE DE MÉDECINE DANS LA SÉANCE DU 8 MAI 1883

PAR

LE Dr E. MESNET

Membre de l'Académie de médecine, médecin des hôpitaux

PARIS
G. MASSON, ÉDITEUR
LIBRAIRE DE L'ACADÉMIE DE MÉDECINE
120, boulevard Saint-Germain

1883

PATHOGÉNIE

DES

DÉLIRES IMPULSIFS

Imprimeries réunies, A, rue Mignon, 2, Paris.

DES VERTIGES AVEC DÉLIRE

PATHOGÉNIE

DES

DÉLIRES IMPULSIFS

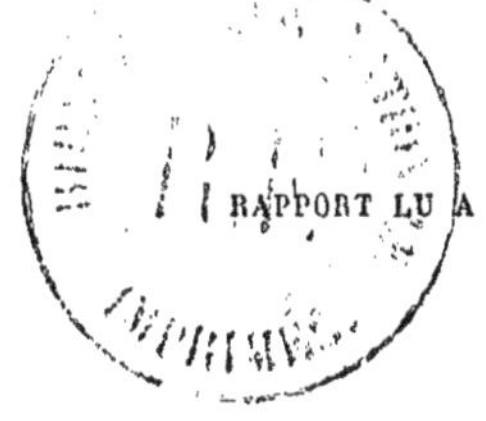

RAPPORT LU A L'ACADÉMIE DE MÉDECINE DANS LA SÉANCE DU 8 MAI 1883

PAR

LE Dr E. MESNET

Membre de l'Académie de médecine, médecin des hôpitaux

PARIS

G. MASSON, ÉDITEUR

LIBRAIRE DE L'ACADÉMIE DE MÉDECINE

120, boulevard Saint-Germain

1883

PATHOGÉNIE

DES

DÉLIRES IMPULSIFS

MESSIEURS,

L'Académie, dans sa précédente séance, après avoir entendu avec un grand intérêt la communication si pleine d'actualité du docteur Billod, a proposé, par la voix de M. Larrey, à laquelle s'est joint le bureau tout entier, de mettre à l'ordre du jour la question des aliénés *dits criminels*.

L'examen de cette grave question comporte deux parties :

L'une médicale, l'autre administrative et judiciaire.

Je viens, par une coïncidence à laquelle la proposition de l'Académie donne tout son à-propos, vous présenter, dans un rapport préparé depuis longtemps pour une question de Prix, l'étude médicale, ou mieux *médico-psychologique des delires impulsifs*, qui sont *le plus souvent* l'origine de ces actes violents contre lesquels la société inquiète demande, à juste titre, des moyens de protection.

Vous avez nommé une Commission composée de MM. Lasègue, Blanche, Mesnet, chargée de vous rendre compte du concours pour le Prix Falret.

La question que vous avez choisie est : *Des vertiges avec délire.*

Un seul mémoire a répondu à votre appel.

Il est inscrit sous le n° 1, et porte pour épigraphe : « *Ignotis nulla sollicitudo* ».

Messieurs,

Un des membres de votre Commission, notre éminent collègue, mon excellent ami, le professeur Lasègue, n'est plus !

. . . .

Après avoir lu et signé de sa main le mémoire, il m'avait, dans ses causeries familières qu'il rendait si attrayantes par le charme de sa parole, par l'ingéniosité de son esprit et par les ressources de sa vaste expérience, entretenu des difficultés de la question.

Tout en me demandant d'être le rapporteur, il

m'a semblé que peut-être il se serait lui-même chargé de ce soin s'il n'avait été retenu par le mauvais état de sa santé, et surtout par certaines considérations relatives à la question elle-même, qu'il avait choisie et présentée à l'Académie. Laissez-moi regretter avec vous que de telles conditions nous aient privés d'un de ces rapports *lumineux* comme il savait les faire.

Personne ne connaissait mieux que Lasègue la question délicate *des délires par accès*, dont il avait fait de si intéressantes études, bien moins connues par sa plume que par ses communications verbales, soit à ses cliniques, soit dans diverses sociétés savantes.

C'est en m'inspirant de ses idées que j'ai écrit ce travail, dans lequel j'aurai plus d'une fois à rendre hommage aux études médico-psychologiques de notre savant collègue, dont je me suis fait, autant que possible, l'interprète fidèle.

Déjà, en 1857, dans sa séance du 15 décembre, l'Académie a couronné un mémoire de M. le docteur Max Simon, *sur le vertige nerveux*.

C'est donc pour la seconde fois que la question du vertige revient devant vous, mais sous deux aspects essentiellement différents.

Le premier mémoire, exclusivement consacré à

l'étude des vertiges en général, à l'état normal comme à l'état pathologique, n'avait point à tenir compte de leur retentissement sur les fonctions cérébrales ; le second mémoire, plus limité dans son cadre, devait, conformément au programme fixé par l'Académie, étudier les diverses perturbations que le vertige apporte dans l'exercice des facultés intellectuelles et morales. M. Max Simon vous a donné une étude de la *pathologie générale du vertige;* le candidat dont j'ai l'honneur d'analyser le mémoire vous présente la question au point de vue de la *psychologie morbide du vertige.*

Le mot vertige, pris dans son acception la plus commune, éveille dans l'esprit l'idée d'un trouble subit et fugace, se manifestant par un tournoiement illusoire des objets extérieurs, ou de la personne elle-même plus ou moins atteinte dans son équilibre; et, pour répondre au cadre proposé par l'Académie, il faut que ce vertige s'accompagne, sinon de conceptions délirantes bien caractérisées, tout au moins d'influences psychiques, si légères qu'elles soient.

Telle est la manière générale dont le candidat a compris la question; mais, tout en parcourant le cadre des états pathologiques dans lesquels se montre le vertige, il s'est attaché plus spécialement à l'étude du vertige épileptique. Cette direction donnée à son mémoire est non seulement justifiée par les travaux du fondateur de ce Prix, ainsi que par les études spéciales de son fils, Jules Falret, mais plus particulièrement encore par la question elle-même, qui, en associant le délire au vertige, le rattache implicitement aux formes convulsives de l'épilepsie.

En effet, le délire proprement dit ne se lie aux vertiges sympathiques que d'une manière accessoire, en quelque sorte banale ; il n'est qu'un épiphénomène le plus souvent limité à quelques troubles des sentiments, des émotions, *sans que la conscience y participe.*

C'est donc avec raison que le candidat, après avoir rapidement passé en revue :

Les vertiges des névropathes ;

Les vertiges sympathiques des affections des voies digestives, ceux qui appartiennent aux troubles dyspeptiques de l'estomac, comme ceux qui se lient parfois à la présence des vers intestinaux ;

Les vertiges des goutteux ;

Les vertiges des pléthoriques, des anémiques ;

Les vertiges qui accompagnent les maladies du cœur, plus particulièrement l'insuffisance aortique ;

Le vertige laryngé décrit par notre collègue Charcot, et qui semble appartenir à l'irritation des nerfs laryngés au même titre que le vertige de Ménière paraît se rattacher à une affection du nerf auditif dans le labyrinthe ;

Le vertige décrit par Krishaber dans la névropathie cérébro-cardiaque.

C'est, dis-je, avec raison que le candidat, négligeant les détails, résume à grands traits le mode d'influence et le retentissement de ces différents vertiges sur les fonctions cérébrales.

Les effets sont sensiblement les mêmes : *des tristesses, des incertitudes, des préoccupations, des appréhensions*, des angoisses pouvant aller jusqu'à l'hypocondrie, parfois même jusqu'à la mélancolie anxieuse, *mais toujours avec conservation de l'intelligence, plus particulièrement de la conscience et de la réalité objective.*

Tout autres sont les caractères des vertiges convulsifs. La manifestation subite précédée ou non d'une aura, l'arrêt instantané apporté à l'exercice des facultés cérébrales produisant l'anesthésie psycho-sensorielle, semblent être par leur soudaineté une sorte de traumatisme, de blessure mentale qui surprend et saisit sa victime au milieu des apparences de la santé.

A peine l'aura s'est-elle manifestée comme signal

d'alarme, qu'elle ait été sensitive, sensorielle, motrice ou intellectuelle, que déjà son retentissement sur les fonctions cérébrales a désorganisé les centres psychiques. Bien que symptôme prodromique habituel de l'ictus, l'aura n'est point cependant un phénomène nécessaire à sa manifestation; de nombreuses observations consignées dans ce mémoire prouvent, en effet, que souvent le vertige surgit brusquement sans aura douloureuse, n'ayant eu pour avant-coureur que des anomalies de caractère, telles que de la tristesse, de l'irritabilité, de la prostration, des pleurs ou de la gaieté insolite.

Conséquent avec ses prémisses, l'auteur porte toute son attention sur l'étude et la description du vertige comitial, ainsi que sur les divers modes de délire qui l'accompagnent. Il indique d'un trait le vertige classique, et s'attache plus particulièrement aux formes légères, à peine ébauchées, dans lesquelles le spasme musculaire est atténué au point qu'il peut passer inaperçu, tels que, par exemple, — un simple mâchonnement avec ou sans grincement de dents, — quelques mouvements de déglutition opérés successivement dans le vide, — un tressaillement de quelques muscles de la face, — une légère déviation de la bouche ne durant que quelques instants, autant de signes que Falret, dans ses visites à la Salpêtrière, se plaisait à signaler à ses élèves, comme la démonstration clinique de l'épilepsie à l'état de petit mal; et il insistait avec grande raison sur la répétition des mêmes actes, toujours semblables à eux-mêmes, chez le même malade, au début de son accès.

Plus fugaces encore sont les vertiges de la nuit, qui n'ont pour indice qu'une émission involontaire de l'urine, due au spasme de la vessie.

Dans une forme plus atténuée encore, l'ictus peut même n'avoir d'autre effet qu'une interruption fugitive de l'activité nerveuse, sans retentissement appréciable sur les zones motrices, et constituer ainsi l'*absence*.

Ce n'est point à l'intensité du vertige, ou pour mieux dire du spasme musculaire, que se mesure la proportion du délire qui survient après lui; il n'est pas, dit Trousseau, d'épilepsie plus réelle que celle dans laquelle les choses se passent silencieusement, sans grands mouvements, sans grand fracas; les accès vertigineux caractérisent l'épilepsie beaucoup mieux que le fait la forme convulsive.

Le docteur Echeverria, de New-York, dans un travail récent basé sur plus de sept cents observations, arrive aux mêmes conclusions; les paroxysmes les plus violents, dit-il, sont habituellement les moins accompagnés de délire, tandis que les accès vertigineux, en apparence si légers que souvent ils échappent à l'observation du médecin, de la famille, ont pour effet très fréquent de graves désordres intellectuels.

J'arrive à l'étude des troubles psychiques qui accompagnent le vertige.

Bien différentes sont les manifestations délirantes du vertigineux sympathique et du vertigineux comitial.

Chez l'un, les *facultés intellectuelles* sont troublées.

Chez l'autre, l'*émotivité*.

Les troubles cérébraux qu'amène le vertige sympathique portent sur les sentiments, sur les affections.

L'être moral est mis en souffrance par un état pathologique général ou local, et, sous cette influence, toutes les émotions du malade concluent à la tristesse, au chagrin, à la crainte, à la frayeur. Bien qu'il soit tourmenté par des illusions et des hallucinations multiples ; bien que des doutes, des incertitudes de toute sorte viennent à tout propos ; bien que l'hypocondrie née de cet état puisse le conduire jusqu'aux idées de suicide, l'intelligence surnage au milieu de ces désordres nerveux et rectifie les erreurs de la sensibilité ; c'est une tristesse morbide dans laquelle les conceptions ne sont point sensiblement affaiblies, dans laquelle le malade ne présente point d'anomalies notables dans les actes ; elle appartient bien plus aux expressions multiformes de la mélancolie, au moral *insanity*, qu'au délire proprement dit.

Ajoutons que la persistance des troubles psychiques chez les vertigineux sympathiques est encore un caractère propre à ces malades, que nous ne retrouverons point dans l'examen que nous allons faire du délire comitial.

La partie de ce mémoire qui a plus particulièrement fixé l'attention de votre Commission est celle qui a trait à l'étude des troubles intellectuels dans l'état épileptique. *Je suis au cœur de la question.*

L'effet immédiat de l'ictus est *l'arrêt, la suspension plus ou moins complète de toute activité cérébrale, d'où résulte une sorte de stupeur momentanée, une anesthésie psycho-sensorielle.* Le cerveau, centre de toutes nos activités nerveuses, dont l'action nous donne la connaissance du dehors et la connaissance de nous-même, ne perçoit plus les excitations de nos sens, ne manifeste plus ses propres facultés de conscience, de jugement, de volonté, de mémoire.

La notion du moi, plus particulièrement atteinte, reste suspendue; et, alors même que les autres facultés, se réveillant plus ou moins incomplètes, semblent présider aux actes accomplis par le malade, l'être inconscient n'obéit en réalité qu'à une activité purement mécanique, née de la dissociation violente que le paroxysme mental a opérée entre les centres perceptifs supérieurs annihilés et les centres secondaires ou moteurs. C'est l'*automatisme, activité inconsciente, souvent brutale, qui échappe à toute action directrice.*

Que durera cette anesthésie psycho-sensorielle, cet état syncopal des éléments nerveux? Le plus souvent un temps très court, quelquefois une seconde à peine; et c'est dans l'*instantanéité* de cette stupeur mentale que se trouve le caractère *pathognomonique du vertige comitial.*

Tantôt le vertige reste limité à une simple défaillance, sans être accompagné ni suivi de manifestations délirantes; le vertigineux rentre en possession de son activité nerveuse; le trouble n'a consisté qu'en une simple obtusion des facultés intellectuelles. C'est l'éclair sans orage suivi d'éblouissement. L'aspect du malade, dit l'auteur, n'est pas sans analogie avec la condition de l'individu incomplètement réveillé, qui n'est pas parvenu encore à rassembler ses idées dissociées pendant le sommeil; il présente comme un engourdissement, une sorte de demi-hébétude, dans laquelle la coordination des idées est lente et difficile.

Dans ce retour successif, la mémoire laisse généralement apercevoir les plus grandes lacunes, et, par ce fait même, accuse le plus directement la nature de l'accès.

Tantôt cette reprise de possession n'est qu'incomplète; l'activité psychique se réveille, mais désordonnée, laissant pour un temps variable, à l'activité automatique pure, la direction des actes qui vont suivre.

Les actes accomplis dans de telles conditions varient à l'infini. Ils sont simples, indifférents, plus ou moins en rapport avec les actes de la vie réelle; *ou bien, ils prennent brusquement le caractère de la fureur la plus violente, la plus aveugle, et mettent en péril l'entourage du malade;* ou bien encore, ils semblent relever d'une véritable combinaison d'opérations cérébrales dans lesquelles la part de la volonté et de la réflexion est souvent difficile à faire. Il suffit, en effet, d'étudier à ce point de vue les nombreuses observations publiées dans ce mémoire, pour se convaincre que l'infinie variété des manifestations délirantes qui succèdent aux vertiges, dépend de l'état de perturbation, d'excitation plus ou moins grande, plus ou moins localisée, que l'ictus produit sur tel ou tel département du cerveau; *on voit alors l'activité automatique* née d'excitations partielles s'exerçant en pleine liberté, sans mesure, sans contrôle, sans connaissance, sans volonté.

A côté de ces délires dont le point de départ se trouve dans la dissociation des facultés au moment même de l'accès, il est des cas, dit l'auteur, dans lesquels une *idée en possession de l'esprit* au moment où le paroxysme éclate, se poursuit quand même et se traduit par un acte correspondant, acte dès lors inconscient, automatique et dégagé du contrôle qui tout à l'heure pouvait en décommander l'accomplissement. Qu'au lieu d'une conception normale, il s'agisse d'une conception délirante, d'une tendance impulsive maladive, non seulement l'ictus ne l'efface pas, mais il en facilite l'exécution en supprimant tout conflit de motifs. De nombreux exemples empruntés, soit aux archives cliniques, soit aux annales judiciaires, confirment la réalité du fait.

Près du groupe des épileptiques, et souvent confondue avec lui, il est toute une classe de malades qui se présentent avec les apparences des vertiges

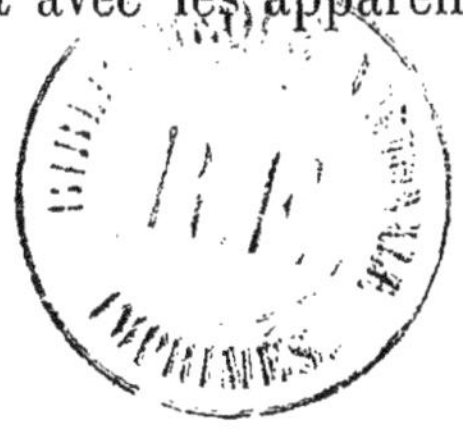

et des délires comitiaux, bien que le processus pathogénique soit, de l'un et d'autre côté, essentiellement différent. C'est à notre excellent collègue, le professeur Lasègue, qu'appartient l'honneur d'avoir, sous le nom de *Cérébraux*, dénommé ces malades qui n'ont de l'épileptique que les trompeuses apparences. Sous ce nom de cérébraux, Lasègue comprend tous les êtres qui, à une époque quelconque de leur existence, ont été atteints par un choc cérébral, traumatique ou non; et qui, après l'évolution plus ou moins régulière des accidents de la première heure, sont rentrés dans les habitudes de la vie avec les apparences de la santé.

Ils semblent guéris. De longues années se succèdent sans aucune manifestation pathologique, quand tout à coup survient une explosion de délire qui échappe à toute cause appréciable et dont la forme, tout aussi bien que les caractères, surprennent le médecin par leur singularité. L'examen des antécédents peut seul éclairer la situation, et permettre au médecin d'établir le rapport de cause à effet; il le trouvera dans la connaissance d'un traumatisme antérieur, d'une chute sur la tête, d'un coup, d'une violence ou d'une affection cérébrale spontanée depuis longtemps oubliée. La maladie initiale disparue, mais non effacée, a laissé après elle une tare, une empreinte, une prédisposition maladive qui s'impose désormais à toute l'existence, et dont les effets se manifesteront par des crises dites épileptoïdes, aussi imprévues que soudaines. Telle est l'origine de ces accidents de second ordre, véritables états deutéropathiques, dont M. le docteur Motet nous a présenté de si remarquables exemples dans une de vos précédentes séances.

Le vertige n'est, à vrai dire, pas plus chez les cérébraux que chez les épileptiques, un fait constant et nécessaire au début de leurs crises. La manifestation délirante peut, des deux côtés, se produire d'emblée avec les mêmes caractères de soudaineté, de violence, de durée éphémère ; et le délire lui-même, présenter les mêmes expressions *d'automatisme, d'inconscience, d'amnésie.*

Le diagnostic, toujours si difficile en présence de semblables faits, peut devenir plus difficile encore quand le délire d'action qui succède, soit au vertige comitial, soit à l'ictus traumatique, semble dirigé par une certaine somme d'intelligence mise au service de l'idée que poursuit le malade. Parfois même, l'esprit conçoit et combine une série d'actes plus ou moins coordonnés qui pourraient sembler appartenir à une volonté consciente et réfléchie, s'ils n'étaient en contradiction notoire avec le caractère, les sentiments, les dispositions du malade, qui cède et obéit à une fatalité qui pèse sur lui et l'entraîne. Quels que soient ces actes, quelque intelligents et volontaires qu'ils paraissent être, ils ont un caractère commun, l'*Amnésie*, c'est-à-dire qu'ils restent complètement ignorés du malade au moment où il reprend possession de lui-même. L'auteur souligne avec raison l'*Amnésie;* c'est qu'en effet elle est le seul signe vraiment pathognomonique à l'aide duquel le médecin peut connaître de la valeur de l'acte et en apprécier la responsabilité.

Je cite à cette occasion quelques lignes empruntées au mémoire. Dans le paroxysme mental, les opérations cérébrales dissociées, fragmentées par l'ictus, se résolvent immédiatement en actes automatiques éveillés, soit par des impulsions vagues et confuses, soit par une incitation cérébrale autochtone, en dehors du moi qui reste étranger à cette réaction. Ces actes sont alors réduits à des actes purement réflexes dans lesquels la conscience n'intervenant point, il n'y a pas d'inscription, et par conséquent il n'y aura point à les reprendre plus tard dans la réserve où s'emmagasinent et se classent les expériences de nos sens et les résultats de notre activité cérébrale consciente.

Pour terminer cette étude rapide des troubles intellectuels en rapport avec les vertiges comitiaux ou traumatiques, permettez-moi de résumer en quelques mots leurs diverses manifestations, ainsi que les caractères cliniques qui leur appartiennent. Tantôt ils consistent en un simple automatisme, tranquille, banal, insignifiant, peu différent des actes de la vie habituelle; tantôt c'est un véritable délire avec automatisme d'actions et de paroles, très violent, de forme maniaque avec hallucinations terrifiantes, impulsions aveugles allant jusqu'au suicide, à l'homicide, et dont la durée peut varier de quelques heures à plusieurs jours.

Ces effets plus ou moins violents ne sont point proportionnés à l'intensité de l'ictus; un simple vertige peut conduire aux actes les plus indifférents, comme aux plus déplorables; mais, quels qu'ils soient dans l'espèce, simples ou compliqués, ces actes concluent à une seule et même formule: *automatisme, inconscience, amnésie.*

Il a semblé à l'auteur du mémoire que ces actes délirants aussi subits que graves, relevaient trop souvent des tribunaux pour qu'il négligeât d'en parler; votre Commission, d'accord avec lui sur ce point, lui a su gré d'avoir franchement abordé cette partie si difficile de la question, dans un chapitre de *Médecine légale*, ajouté comme corollaire à son travail.

En effet, dit-il, à supposer que le médecin pût se désintéresser de l'étude clinique des manifestations délirantes et impulsives de l'épilepsie, dans le sentiment, peu justifié du reste, de l'insuffisance de son intervention au point de vue thérapeutique, qu'il devrait y être ramené par d'autres considérations. Renonçât-il à défendre le comitial contre les atteintes de son mal, qu'il lui resterait cet objectif largement suffisant, de le protéger contre les rigueurs de la loi, avec laquelle il se met si souvent en conflit direct. Le délire éminemment impulsif en rapport avec l'irritation célébrale qui a donné naissance au vertige — que cette irritation soit ou non d'origine comitiale — conduit souvent, en effet, à des actes délictueux ou criminels ; aux premiers correspondent : le vagabondage, le vol, les outrages publics à la pudeur, etc. ; aux seconds : les meurtres, les mutilations, les incendies, etc.

Quand le magistrat intervient, la crise est le plus souvent épuisée : en présence d'un homme qui ne peut expliquer ses actes, qui se retranche derrière la défaillance de sa mémoire, le juge d'instruction est tenté de croire à un système de défense, il passe outre. Ce n'est souvent qu'à la barre du tribunal, ou devant le jury, que l'hésitation commence; et c'est alors seulement qne le médecin est appelé à déterminer les conditions de responsabilité du prévenu ou de l'accusé.

Quelle direction donnera-t-il à ses recherches?

L'accès est passé, toute trace de délire a disparu; l'examen direct du malade ne fournit aucun élément de diagnostic autre que cette réponse invariable : *Je ne sais pas*, à toutes les questions qui lui sont adressées. C'est dans l'étude des antécédents, dans l'analyse des conditions particulières à l'acte lui-même, que le médecin devra trouver la solution du problème qu'il est appelé à résoudre.

Prenons un exemple :

Un homme est arrêté en état de vagabondage. Il a quitté brusquement son domicile, son travail accoutumé. On connaît ses habitudes régulières, sa disparition est inexplicable. Si l'on sait qu'il a erré à l'aventure pendant des journées entières, marchant au hasard devant lui, sans s'adresser à personne, insensible à la fatigue, comme à la faim, on devine un malade : on est en droit d'affirmer le trouble, quand, remontant dans le passé de cet homme on retrouve de sembles fugues, et surtout quand on a pu déterminer l'existence d'un accident cérébral, si lointain soit-il.

Passons à un autre ordre de faits d'une interprétation plus difficile, et dans lesquels le jugement du médecin peut être en désaccord avec l'émotion publique ; quand, parfois, l'énormité de l'impulsion, l'acharnement avec lequel la victime a été frappée, mutilée, sont pour lui des indices et que, suivant sur cette voie, il arrive à reconstituer toute une biographie cérébrale où des troubles de moindre intensité ont été fréquemment observés, la tâche peut rester délicate, mais elle cesse d'être difficile à remplir.

Plus difficile est la recherche de la responsabilité dans les états épileptoïdes, instantanés, transitoires, revenant par accès, qui produisent des actes presque semblables à ceux accomplis par un homme sain d'esprit ; il se peut même que, tout inconscients qu'ils aient été, ces actes ne soient que la manifestation d'instincts restés plus ou moins latents pendant la vie normale, se réveillant sans entraves pendant la vie pathologique.

Autant de problèmes dont la solution appartient tout entière à la détermination rigoureuse des antécédents !

Ce qu'il importe donc de mettre en lumière, c'est le passé pathologique.

Toute rétrospective, cette étude ne peut porter

que sur le mode d'explosion brusque, sur l'étrangeté des actes, elle doit aboutir à préciser le moment où la lésion a déterminé dans les fonctions cérébrales un trouble d'un genre spécial, dont le caractère essentiel est de préparer le retour d'accès tantôt identiques à eux-mêmes, tantôt différents dans leur expression, mais toujours liés entre eux par l'influence décisive d'une étiologie certaine.

Epileptique avéré ou cérébral, le malade vertigineux subit l'impulsion, et ne peut la combattre ; tout ce qui appartient à la crise est d'une fatalité absolue. La responsabilité disparaît devant l'inconscience.

Deux mots encore, et j'ai fini.

Messieurs, les faits développés dans cette étude passionnent aujourd'hui, plus que jamais, l'opinion publique; chacun y revendique sa part d'appréciation, alors qu'elle relève tout entière d'une question de diagnostic, dont le médecin *seul* peut connaître, quelles que soient les contestations qui s'élèvent de tous côtés contre sa compétence et son autorité.

Après avoir, pendant plus de vingt ans, été le maître le plus accrédité près des tribunaux; après avoir mis tant de fois son éloquence et son vaste savoir au service de ces questions de psychologie morbide, *Lasègue*, appelé à prendre part au nouveau projet de revision de la loi de 1838, lutta de toute son énergie contre ces tendances envahissantes dans le domaine de la pathologie mentale.

Que la société se protège contre les atteintes de l'aliéné, *c'est une nécessité ;*

Que la loi le défende contre ses propres entraînements et contre les dangers qui l'entourent, *c'est un devoir*.

Mais n'entravez point par de stériles débats l'action protectrice du médecin, et que *l'œuvre magistrale de Pinel*, élevant l'aliéné à *la dignité de malade*, reste dans l'avenir une des conquêtes humanitaires les plus belles et les plus glorieuses de notre siècle.

— La lecture et le vote des conclusions du présent rapport sont réservés pour le comité secret, à la fin de la séance.

Imprimeries réunies, A, rue Mignon, 2, Paris.

www.ingramcontent.com/pod-product-compliance
Ingram Content Group UK Ltd.
Pitfield, Milton Keynes, MK11 3LW, UK
UKHW020447220726
13923UKWH00005B/2392

9 782019 296186